CONFÉRENCE

SUR LE

SERVICE DE SANTÉ EN CAMPAGNE

PAR

M. LEGOUEST

Médecin principal de 1re classe.

PARIS

LIBRAIRIE MILITAIRE DE J. DUMAINE

LIBRAIRE-ÉDITEUR DE L'EMPEREUR

Rue et Passage Dauphine, 30

—

1868

CONFÉRENCE

SUR

LE SERVICE DE SANTÉ EN CAMPAGNE

Paris.—Imp. de Cossᴇ et J. Duᴍaine, rue Christine, 2.

CONFÉRENCE

SUR LE

SERVICE DE SANTÉ EN CAMPAGNE

PAR

M. LEGOUEST

Médecin principal de 1re classe.

PARIS

LIBRAIRIE MILITAIRE DE J. DUMAINE

LIBRAIRE-ÉDITEUR DE L'EMPEREUR

Rue et Passage Dauphine, 30

—

1868

Traduction et reproduction réservées.

Je remercie qui de droit de l'honneur qui m'est fait de vous entretenir du service de santé en campagne. Ce service, vous le connaissez d'une manière générale : néanmoins les graves intérêts qu'il représente me font espérer que vous voudrez bien m'accorder une bienveillante attention.

Dans l'exposition que je vais avoir l'honneur de vous faire, je laisserai de côté les détails techniques essentiellement du ressort de l'art médical, je n'aborderai que les points intéressant plus particulièrement le commandement, et je m'efforcerai de rester dans des considérations d'un ordre tout à fait pratique. A plus forte raison ne vous dirai-je pas quelles furent les origines de la médecine militaire et de son fonctionnement sur les champs de bataille : je me bornerai à vous rappeler que les premiers hôpitaux militaires furent établis sous Henri IV, au siége d'Amiens, et que le premier ancêtre des médecins militaires fut Ambroise Paré ; c'est Paré, en effet, qui commença la série de ces chirurgiens d'armée qui eurent nom Pigray, Le Dran, J. L. Petit, Ravaton, Lapeyronnie, Thomassin, Percy, Larrey, et dont quelques-uns ne sont pas moins illustres dans l'histoire de nos guerres que dans l'histoire de l'art.

Le service de santé est un service complexe, surtout en campagne : aussi doit-il être envisagé au triple point de vue du personnel qu'il comporte, du matériel dont il dispose et de son fonctionnement.

PERSONNEL. — Les médecins constituent essentiellement le personnel du service de santé en campagne ; auprès d'eux viennent se grouper les officiers d'administration et les infirmiers militaires ; enfin le train des équipages lui prête son concours pour le transport des malades et blessés et du matériel. L'action commune de ces divers éléments est placée sous la direction et la responsabilité de l'intendance militaire. En effet, Messieurs, l'ordonnance du roi sur le service en campagne, du 3 mai 1832, titre XIII, art. 136, s'exprime ainsi : « Les intendants et les sous-intendants militaires « sont responsables du service de santé ; ils sont « chargés de la réunion des secours et des moyens « de transport pour les blessés. Avant et pendant « l'action ils doivent s'occuper de ces soins impor- « tants ; les généraux et les chefs d'état-major « mentionnent dans leurs rapports les membres « de l'intendance et les officiers de santé qui se « sont distingués par leur activité et leur zèle. » Et cet article est le seul où il soit fait mention des médecins.

En temps de guerre comme en temps de paix les médecins empruntent donc leurs moyens matériels d'action aux fonctionnaires de l'intendance ; ils n'auraient même, d'après l'article que je viens de citer, aucune responsabilité et encore moins d'initiative. Mais, Messieurs, vous le savez, les institutions élaborées pendant la paix sont souvent emportées par le flot des éventualités de la guerre : les médecins et les intendants le savent aussi ; ils savent, de plus, qu'ils manqueraient à leur véritable mission s'ils se renfermaient dans la rigoureuse interprétation du règlement, les uns en déclinant toute responsabilité et toute initiative, les autres en prétendant retenir une unité de direction que l'imprévu ne comporte pas toujours. Cela est si vrai, que dans des circonstances graves et dont plus d'un parmi vous a pu garder le souvenir, je veux parler de la guerre d'Orient, la haute administration, dans sa sagesse, s'est en partie déchargée du poids de ses responsabilités multiples sur un médecin-inspecteur, investi du titre et des fonctions de Directeur du service de santé. D'ailleurs, si au jour des épreuves, l'unité administrative souffre quelque atteinte, l'unité morale s'improvise et confond les efforts de tous dans un commun effort pour le salut commun.

Dans les régiments le service de santé est assuré par les médecins des corps, au nombre de trois pour les régiments d'infanterie, de deux pour les bataillons de chasseurs à pied et les régiments de cavalerie. Il fonctionne sous les ordres du commandement, sans l'intervention de l'intendance. Dans les ambulances de quartier général, de division, etc., le personnel, plus nombreux, rentre sous l'action administrative ; sa composition a été fixée par le règlement du 1er avril 1831, sur le service des hôpitaux militaires ; mais elle est modifiée, suivant le besoin, par des décisions ministérielles, ou même par l'intendant en chef de l'armée. Dans la campagne d'Italie 1859, la composition du personnel des ambulances a été réglée comme il suit :

DÉSIGNATION du PERSONNEL.	AMBULANCES			
	du grand quartier général.	d'une division d'infanterie.	d'une division de cavalerie.	du parc de réserve d'artillerie.
Médecin principal..	1	»	»	»
Médecins-majors.	2	1	1	1
Médecins aides-majors..	4	3	3	2
Pharmaciens–majors.	1	»	»	»
Pharmaciens aides-majors.. . . .	2	1	1	1
Officiers d'administration comptables.	1	1	1	1
Adjudants d'administration. . . .	4	3	2	1
Infirmiers de visite..	5	3	2	2
Infirmiers-soldats..	20	17	8	8

Si une campagne nouvelle venait à s'ouvrir, ces fixations de personnel seraient probablement encore modifiées et, j'aime à le croire, plus élevées en médecins : la réduction du personnel médical a été poussée ici à son extrême limite et s'est arrêtée au nombre de chirurgiens strictement indispensables à la pratique d'une amputation ; ce nombre est insuffisant dans les ambulances du parc de réserve d'artillerie.

Il y eut de plus, au grand quartier général, un médecin en chef et un pharmacien en chef placés directement sous les ordres de l'intendant de l'armée.

Je vous demande la permission de faire quelques remarques sur la composition et les attributions de ce personnel.

Définies par le règlement du 1er avril 1831, les fonctions des officiers de santé en chef d'armée sont purement consultatives ; pour vous en donner une juste idée, il suffit de vous rappeler que les officiers de santé en chef, sous l'autorité immédiate de l'intendant en chef, forment près de lui et du général en chef un conseil de santé analogue à celui qui existe à Paris près du ministre de la guerre. Seuls compétents sur la valeur des hommes et des choses de leur art, il serait à désirer qu'ils pussent disposer du personnel médical des régiments et de celui des ambulances et des hôpitaux temporaires pour le répartir suivant ses aptitudes et suivant les besoins ; qu'ils fussent appelés de droit au rapport du général en chef pour lui fournir, sur sa demande, les renseignements dont un intermédiaire peut involontairement altérer la valeur ; enfin, que dans la formation et la publication du cadre de l'état-major des armées, leur nom figurât à côté de celui de l'intendant en chef. Certains de nos mé-

*

decins militaires jouissent, en effet, d'une notoriété scientifique qui serait pour le soldat, pour l'officier et surtout pour leur famille un élément de sécurité, de même que la réputation militaire d'un général, en affermissant le courage et la confiance des troupes, est un gage de succès.

Les médecins d'ambulance doivent être pris parmi les plus jeunes et les plus robustes ; leur chef doit être spécialement *chirurgien*, car c'est de chirurgie immédiate et rapide que sont alimentées les ambulances actives. Les ambulances sédentaires, les hôpitaux temporaires de première, de deuxième et de troisième ligne seront desservis par des hommes plus âgés et moins valides, par des *médecins* et aussi par quelques chirurgiens, éclairés entre tous, qui auront à pratiquer la chirurgie consécutive, la plus difficile à bien faire. A l'encontre de quelques-uns de mes maîtres qui, d'accord avec le règlement, pensent que le personnel médical des ambulances de quartier général doit être double ou triple de celui des ambulances de division dont il est chargé, en principe, de combler les vides, je pense, au contraire, qu'il est d'une importance capitale de constituer fortement tout d'abord les ambulances divisionnaires et de leur donner un personnel considérable, fût-ce au détriment des ambulances du quartier général. Celles-ci, en effet, sont des ambulances de réserve dont l'utilité n'est qu'éventuelle ; les ambulances divisionnaires sont, au contraire, toujours actives ; lorsque l'armée est mobilisée, elles partent avec les divisions, marchent avec elles, campent auprès d'elles, ne les quittent plus en un mot, et c'est elles qui peuvent assurer le plus efficacement et le plus commodément pour les troupes et pour les médecins, le service de santé venant à manquer de représentants dans les

corps, fractions de corps, parcs de réserve d'artil-
lérie, etc. Ancien médecin en chef de corps d'armée,
je parle sans doute devant d'anciens chefs d'état-
major : eh bien ! il faut avoir rempli ces fonctions pour savoir combien sont nombreuses et
incessantes les demandes de médecins détachés ;
les officiers d'état-major qui m'écoutent ne me
contrediront certainement pas et partageront, je
l'espère, ma manière de voir sur la constitution
des ambulances divisionnaires.

La présence des pharmaciens dans les ambulances de tranchée, d'avant-garde, de division de
marche, est loin d'être d'une utilité démontrée.
Attaché aux ambulances actives de l'Algérie pendant cinq ans, j'ai pris part à de nombreuses
expéditions sans avoir de pharmacien près de moi:
cela s'explique par la simplicité de la thérapeu-
tique en campagne où l'on n'a affaire dans les
ambulances qu'à des maladies aiguës , et où,
d'ailleurs, le plus grand nombre des substances mé-
dicamenteuses sont préparées et dosées à l'avance.
La véritable place des pharmaciens est dans les
ambulances sédentaires et dans les hôpitaux temporaires ; c'est là seulement qu'ils sont appelés à
rendre d'utiles services.

Quant au personnel administratif, il est respon-
sable du matériel d'ambulance ; il est chargé d'installer les malades et les blessés, de les nourrir, de
constater leurs entrées, leurs sorties, leurs décès ;
pour tout dire en un mot, il est chargé de la
gestion des ambulances, gestion analogue à celle
des hôpitaux.

Les infirmiers-soldats sont placés directement
sous les ordres des officiers d'administration, les
infirmiers de visite ou de pansement étant aux
ordres des médecins, qu'ils assistent et dont ils

exécutent cerlaines prescriptions. Les infirmiers, qui, de même que les conducteurs du train des équipages, n'ont pas toujours été militaires et reliés au drapeau par les sentiments du devoir et de l'honneur, sont généralement en trop petit nombre dans les ambulances, pour subvenir aux travaux nombreux qui leur incombent. Comment, après une journée de marche ou de combat, 20, 17 ou 8 hommes iront-ils à l'eau, au bois, aux distributions de vivres, etc., et pourront-ils encore, sans parler du transport des blessés sur lequel je reviendrai tout à l'heure, préparer les abris et la nourriture des malades qu'ils auront ensuite à soigner? Aussi voit-on quelquefois des hommes de bonne volonté leur venir en aide, et leur adjoint-on souvent des infirmiers auxiliaires pris dans les corps de troupes.

Vous le voyez, Messieurs, je vous dis en même temps ce qu'est notre service de santé en campagne et ce qu'il pourrait être; mais il n'est pas de lieu, que je sache, où je puisse plus librement exprimer ma pensée à ce sujet que dans cette réunion.

Matériel. — Les ressources matérielles nécessaires au service des malades et blessés sont : d'une part, des médicaments, des objets de pansement, des instruments de chirurgie, des ustensiles et objets mobiliers ; de l'autre, des moyens de transport.

Toutes ces ressources, que l'on sait exister, mais qui sont généralement peu connues, ont été réunies dans un établissement dont la création récente est due à l'initiative de M. l'intendant général Guillot, les docks de l'administration, élevés sur des terrains de l'hôtel des Invalides, avenue de Latour-Maubourg. Le principe qui a présidé à la formation des docks a été de rassembler et de présenter par groupes parfaitement distincts tout le matériel des divers services administratifs. Je ne saurais trop vous engager, Messieurs, à visiter les docks de l'administration ; et j'ose vous prédire que vous en serez amplement récompensés. Non-seulement vous y verrez tout ce que comporte la satisfaction des besoins multipliés d'une armée en campagne, mais encore vous pourrez vous y rendre compte de l'usage, des dimensions et du poids de tous les objets et groupes d'objets soit exposés, soit emballés par catégories. Si vous suivez mon conseil, vous saurez quels sont le volume et le poids d'un four portatif de campagne, d'un armement de four à construire, des appareils pour la fabrication du biscuit, d'une collection d'objets composant ce que l'on appelle une série divisionnaire de marche ou de station, des tentes de campement et de distribution, des chargements de caissons ou de cantines d'ambulances, d'un mobilier d'hôpital temporaire, etc. Ce sont là des enseignements précieux, car tout ce matériel, à un moment donné, peut être transporté ; et il est indispensable de savoir à l'avance combien de voitures ou de wagons de chemin de fer sont nécessaires à cet effet. Je vous le répète, Messieurs, allez visiter les docks, et, après avoir vu les approvisionnements matériels qu'ils renferment, préparés avec autant de libéralité que d'ingénieuse prévision, vous en sortirez pénétrés d'estime pour notre administration quelquefois si inconsidérément décriée.

Il est permis, cependant, de se demander si la concentration de tout ce matériel ne présente pas quelques inconvénients ; si, lorsqu'il deviendra nécessaire de l'expédier sur une de nos frontières son départ, coïncidant avec celui de troupes, de chevaux, d'artillerie, de munitions de toutes sortes n'amènera pas l'encombrement des voies ferrées, uniques au point d'expédition et ne se divisant qu'après un certain parcours, ou même l'encombrement des voies ordinaires; et s'il ne conviendrait pas de le répartir sur quelques points déterminés par la rencontre et la division de nombreuses voies de communication : il se trouverait ainsi rendu à sa destination à l'heure du besoin. Cette question, je ne saurais la résoudre ; mais elle mérite considération, et peut-être a-t-elle déjà été étudiée.

Dans les régiments les ressources chirurgicales se composent des sacs et sacoches d'ambulance et des cantines d'infirmeries régimentaires.

Chaque corps de troupes est muni d'un sac d'ambulance par bataillon : ce sac complet est livré par le magasin central des hôpitaux, à charge de remboursement sur les fonds de la masse générale d'entretien. Il renferme quelques médicaments de première nécessité, du linge et des objets divers pour faire vingt-cinq petits pansements, un certain nombre d'attelles qui peuvent être agencées pour la contention provisoire des fractures des membres, enfin une boîte d'instruments de chirurgie. Conforme pour l'aspect extérieur et les dimensions au havre-sac d'infanterie, il est porté de la même manière et pèse 9 k. 500 : il tient le milieu, pour le poids, entre tous les modèles de sacs qui ont été envoyés par les différentes puissances à l'Exposition universelle de 1867. Il est inutile d'insister sur son incontestable utilité, destiné qu'il est à assurer les premiers soins aux blessés dans les marches, dans les manœuvres et sur le champ de bataille.

La présence dans le sac d'ambulance d'une boîte à amputation, qui certainement l'alourdit, a donné lieu à quelques observations plus ou moins fondées. Les blessés, a-t-on dit avec juste raison, dont l'état nécessite une opération grave qu'un chirurgien de régiment, privé d'aide ou sous le feu de l'ennemi, ne saurait entreprendre sans danger ou sans difficultés insurmontables, sont envoyés à l'ambulance ou à l'hôpital. De plus, les cantines d'infirmerie régimentaire, à raison d'une paire par bataillon, renfermant aussi une boîte à amputation, il en résulte qu'un bataillon est pourvu de deux boîtes à amputation, et qu'un régiment à trois bataillons compte six boîtes à amputation pour un effectif de 3,000 hommes environ. Il y a dans cet arsenal de quoi faire reculer le plus brave d'entre vous.

Néanmoins, si l'on considère que le poids et le prix de la boîte de chirurgie sont également peu élevés ; que cette boîte renferme des instruments n'entrant pas dans la trousse de giberne des médecins des corps ; que des circonstances déterminées peuvent en indiquer l'emploi et qu'il serait profondément regrettable qu'un chirurgien fût réduit à l'impuissance faute d'instruments ; enfin que la confiance du soldat est assurée par la certitude de savoir auprès de lui tous les moyens de secours dont il peut avoir besoin, on arrive à conclure qu'il y a plus d'avantages que d'inconvénients à conserver la boîte à amputation dans les sacs d'ambulance.

A ce propos, je rappellerai qu'en Crimée, les Russes portaient dans leur sac deux bandes et une compresse destinées à un premier pansement appliqué par leurs propres mains. Quelques personnes ont pensé qu'il serait utile de pourvoir nos soldats des mêmes ressources : mais pour qui sait l'imprévoyance du soldat, il est à craindre que les bandes ne soient transformées en liens quelconques, la compresse employée à tous les usages sauf celui qui lui est destiné, et que cette dépense de linge, qui serait considérable, ne soit faite en pure perte.

Les sacoches d'ambulance rendent, dans la cavalerie, les mêmes services que les sacs d'ambulauce dans l'infanterie : elles contiennent, à très-peu de chose près, les mêmes objets qui sont répartis dans chacune d'elles de façon à donner le même poids à l'une qu'à l'autre ; elles sont suspendues au troussequin de la selle d'un cavalier. Leur poids est de 7 kilogrammes. Les corps de cavalerie doivent être pourvus de sacoches d'ambulance à raison d'une paire par deux escadrons.

Le cavalier portant les sacoches et le soldat porte-sac ne doivent pas quitter le médecin, afin que celui-ci ait toujours sous la main les objets dont il peut avoir besoin. Dans les régiments d'infanterie et dans les régiments de cavalerie, les choses ne se passent pas toujours de même : au moins différaient-elles dans ceux où j'ai servi. Le sac d'ambulance, remplaçant le havre-sac sur le dos du soldat d'infirmerie, ne donne lieu à aucune observation ; mais les sacoches surajoutées au poids du paquetage du cavalier, gênent celui-ci, fatiguent sa monture, quoi qu'on ait dit, et peuvent la blesser. Dans le cours d'une longue route, on change quelquefois chaque jour le cavalier dont le cheval porte les sacoches : un de mes colonels n'entendait pas qu'elles fussent portées par un cheval ; et finalement, comme la loi du plus fort est toujours la meilleure, elles allaient malgré moi dans la voiture de la cantinière qui suivait les escadrons. En marche, ce mode de transport des sacoches est sans inconvénients ; devant l'ennemi, il ne serait point admissible. Il semblerait donc que le meilleur modèle de sacoches n'est pas encore trouvé.

Les corps de troupes sont pourvus en tous temps de sacs et de sacoches d'ambulance : au moment d'entrer en campagne, ils reçoivent des cantines d'infirmerie régimentaire, à raison d'une paire par bataillon d'infanterie ou par deux escadrons de cavalerie.

Les cantines d'infirmerie régimentaire contiennent une boîte à amputation, les objets et le linge nécessaires à 200 pansements : en ajoutant à ces ressources celles du sac d'ambulance, un bataillon dispose donc de 225 pansements de toute nature, et un régiment, à trois bataillons, de 695 pansements, c'est-à-dire d'un nombre de pansements égal environ au quart de son effectif.

A la disposition exclusive des médecins des corps, les cantines sont transportées à dos de mulet ou par voitures. Selon que le transport est prescrit à dos de mulet ou par voitures, les corps reçoivent ou une première mise de 130 francs pour achat de bâts et cantines, conformément à un arrêté ministériel du 23 mars 1858, ou la voiture et les cantines sans allocation en argent, conformément à un décret impérial du 21 janvier 1860. Dans le premier cas, les bâts et les cantines sont versés à l'administration des domaines à la fin de la campagne ; dans le second, les voitures et les cantines retournent dans les établissements de l'administration militaire.

Les médicaments et les divers objets qui font partie du chargement des cantines sont livrés aux corps à charge de remboursement sur les fonds de la masse générale d'entretien, excepté la boîte d'instruments de chirurgie qui, fournie à titre de prêt par le service des hôpitaux, lui est restituée à la fin de la campagne.

Telles sont, Messieurs, les ressources médicales du service de santé dans les régiments. Je passe à celles dont il dispose dans les ambulances et qui sont contenues soit dans des caissons, soit dans des cantines.

Caisson. — Le règlement du 1er avril 1831, sur le service des hôpitaux, affectait à l'ambulance de chaque division d'infanterie, pour le transport de son matériel, trois espèces de caissons différant entre eux par les dimensions, l'agencement intérieur et la composition du chargement : un *caisson léger*, plus particulièrement destiné à porter des secours sur le champ de bataille et formant, avec une partie du personnel de l'ambulance, cette fraction du service que Percy et Larrey avaient instituée, le premier sous le nom de chirurgie de bataille, le second sous celui qui a prévalu d'ambulance volante ; un *caisson ordinaire*, affecté au service de la portion principale de l'ambulance, désignée sous le nom de dépôt, et sur laquelle sont dirigés ou transportés les blessés pour y être pansés ; enfin un *caisson-magasin*, destiné, comme le précédent, à rester au dépôt d'ambulance et renfermant un complément de ressources et une réserve en moyens de pansements et en mobilier.

Une décision ministérielle du 21 avril 1845 substitua à ces trois espèces de caissons, comportant trois espèces de chargements, un caisson unique et un chargement unique ; le modèle du caisson adopté était spécialement établi pour le service des ambulances.

Une nouvelle décision du 20 août 1854, établissant en principe les avantages, pour l'administration, de voitures toutes construites sur le même modèle, a affecté le modèle adopté, connu sous le nom de *caisson unique*, au service des ambulances, et a modifié le chargement du caisson déterminé en 1845 afin de le mettre en rapport avec la forme modifiée elle-même de la voiture.

Peut-être n'est-il pas suffisamment démontré qu'un caisson unique, pouvant recevoir indistinctement un chargement de vivres, de fourrages. ou de ressources médicales, convienne également bien au transport de tant de choses diverses. Le caisson unique est une voiture très-lourde qui pèse vide 1,000 kilogrammes, et chargée, 1,800 kilogrammes au moins; l'agencement du chargement dans son intérieur est difficile; sa manœuvre ne l'est pas moins, en raison de la grande élévation de sa caisse au—dessus du sol.. Il est attelé de 4 chevaux montés, et muni d'un sabot d'enraiement. Quoi qu'il en soit de ces conditions de service médiocre, que nos dernières campagnes ont suffisamment mises en lumière, la décision ministérielle du 20 août 1854 est toujours en vigueur, et le *caisson unique* chargé de matériel d'ambulance prend le nom de caisson d'ambulance.

Tout ce qui doit entrer dans le caisson est emballé dans des paniers et caisses numérotés de 1 à 21, dont l'ensemble prend le nom de chargement de caisson, et peut être transporté sur une voiture quelconque ou sur wagons de chemin de fer, pour être ensuite placé dans le caisson unique.

Les chargements de caisson complets et emballés sont tirés des magasins de l'administration.

Chaque chargement comprend des instruments de chirurgie, des médicaments, du linge pour 2,000 pansements divers, des objets mobiliers tels que couvertures, pots à tisane, batterie de cuisine, etc., et trois brancards. Il pèse brut 800 kilogrammes.

Le nombre de caissons complets attribué aux ambulances de quartier général et de divisions est fixé par des décisions ministérielles. A l'armée d'Orient, il était attribué 5 caissons avec chargements complets à l'ambulance de chaque division d'infanterie, et 3 à celle de chaque division de cavalerie. A l'armée d'Italie, le nombre des caissons a été réduit à 4 pour les divisions d'infanterie et à 2 pour celles de cavalerie ; le caisson supprimé dans chaque division devant être remplacé par une section d'ambulance légère dont je vais vous parler. Voici, d'après une dépêche ministérielle du 25 avril 1850, la désignation des moyens de transport et du matériel des ambulances de l'armée d'Italie pendant la campagne de 1859. — Comme je le disais tout à l'heure à propos du personnel, ces fixations seraient modifiées, sans doute, dans une campagne nouvelle. Cependant je ne ferai pas, sur le matériel d'ambulance de quartier général comparé au matériel d'ambulance de division, la remarque que j'ai faite sur le personnel. Il convient, en effet, d'avoir dans une ambulance de quartier général, une sorte de réserve de matériel où les ambulances divisionnaires, qui doivent être aussi allégées que possible, peuvent puiser et se recompléter au fur et à mesure des besoins.

DÉSIGNATION des MOYENS DE TRANSPORT et du matériel.	AMBULANCES			
	du grand quartier général.	d'une division d'infanterie.	d'une division de cavalerie.	du parc d'artillerie.
Caissons avec chargement complet.	5	4	2	2
Caisson à la suite, disponible.	1	1	1	1
Mulets de litières.	15	10	5	2
Mulets de cacolets	30	20	10	5
Brancards.	50	40	20	6
Tonnelets de 50 litres.	8	6	4	4
Couvertures.	25	20	10	10
Draps de lit en coton	16	10	6	6
Paillasses.	8	5	3	3
Sacs à Paille.	8	5	3	3
Chemises de coton.	30	20	10	5

Cantines d'ambulance. — Le chargement du caisson d'ambulance n'étant transportable que sur des voitures, a été fractionné et combiné de façon à trouver place dans des cantines portées à dos de mulet, afin de pouvoir être mis à la disposition de troupes opérant dans un pays où le charroi n'est pas possible. C'est dans nos guerres d'Afrique que prit naissance ce mode de transport du matériel d'ambulance, et que furent apportées à la composition de ce matériel des modifications en rapport avec la nature des opérations militaires de l'Algérie.

En Europe, l'ambulance ne pourvoit guère qu'aux premiers secours ; en Afrique, elle devient le plus souvent un hôpital mobile, surtout dans les expéditions éloignées, à grande distance des centres de ravitaillement ou d'évacuations de malades. L'expérience a conduit à des fixations d'effectif et de matériel qui, élaborées par une commission spéciale à Alger, en 1851, ont été sanctionnées le 25 mars 1852 par le gouverneur général. Ce mode d'installation et de transport du matériel des ambulances convient évidemment à toutes les expéditions militaires qui réclament une grande mobilité de secours.

Les cantines d'ambulance sont appelées, suivant la spécialité de leur contenu, cantines de chirurgie, cantines de pharmacie, cantines d'administration. De même que le personnel et les moyens de transport, elles varient en nombre, selon l'effectif des colonnes expéditionnaires dont elles constituent l'ambulance, sous le nom d'*ambulance légère.* Je n'arrêterai pas plus longtemps votre attention sur ce sujet : je veux vous dire, cependant, qu'une ambulance légère complète pour une division de 10,000 hommes ne compte pas moins de 364 mulets ; une section d'ambulance pour 8 à 9,000 hommes, 297 mulets ; pour 6 à 7,000 hommes, 235 mulets ; pour 4 à 5,000 hommes, 198 mulets ; pour 2 à 3,000 hommes, 131 mulets ; pour 15 à 1,800 hommes, 81 mulets ; pour 1,000 hommes enfin, 49 mulets, ce qui ne laisse pas que de donner aux convois une étendue toujours relativement considérable. Je tiens encore à rectifier une opinion que j'ai quelquefois entendu émettre, à savoir : que les sections d'ambulance légère sont particulièrement destinées à la cavalerie. Il n'en est rien, Messieurs, et les gens d'expérience savent que les mouvements rapides de la cavalerie sont beaucoup mieux suivis par des voitures, lorsque le terrain le permet, que par des mulets qui, chargés en moyenne de 125 kilogrammes, ne peuvent prendre une allure vive et ne sauraient le faire qu'au détriment des objets qu'ils transportent.

Moyens de transport pour les blessés. — L'enlèvement des blessés du champ de bataille et leur transport à l'ambulance et aux hôpitaux temporaires, sont une partie si importante du service de santé en campagne, que je crois devoir insister sur les moyens employés à cet effet.

Brancards ordinaires. — Les brancards appartiennent essentiellement à l'ambulance et ne doivent jamais en être distraits pour être donnés à des corps de troupes, sinon très-exceptionnellement : c'est là un point fondamental du service de santé en campagne sur lequel je reviendrai à propos de son fonctionnement sur le champ de bataille. Les brancards sont particulièrement destinés à relever les blessés sur le lieu même du combat : ils doivent être suffisamment solides, légers et simples ;

3.

ils doivent pouvoir se replier et se rouler afin
d'être placés en grand nombre sur les voitures de
matériel ; il est indispensable que toutes les pièces
qui les composent soient retenues les unes aux
autres d'une manière fixe, afin qu'aucune d'elles
ne soit égarée. Presque tous ont des pieds dont
l'utilité est contestable ; les pieds peuvent isoler
du sol le fond du brancard sur un plan, mais ils
n'atteignent que très-imparfaitement ce but sur un
sol inégal ; de plus, ils sont fragiles, et l'un d'eux
venant à manquer compromet la stabilité de l'appareil. Le brancard de nos ambulances ne réunit
pas toutes les conditions exigées d'un bon brancard de champ de bataille. Nous avons fait déposer aux Docks un modèle de brancard, construit
au parc de Vernon, qui nous paraît appelé à rendre de bons services et dont le poids total n'est
que de 7 kil. 500 grammes.

Le transport des blessés sur brancard est ex-
cellent : malheureusement, il ne peut avoir lieu
que dans des limites très-restreintes en raison du
grand nombre de porteurs qu'il exige.

Brancards à roues. — Ils ont été inventés pour
parer à l'inconvénient que je vous signale. Je ne
puis vous en donner une meilleure idée qu'en les
comparant à ces petites voitures que les mar-
chandes de légumes, de fruits ou de fleurs pous-
sent devant elles, dans les rues de Paris, le fond
du brancard remplaçant la caisse de la voiture.
C'est à la Prusse qu'appartient l'initiative du
transport des malades et des blessés, à l'armée,
sur des brancards à roues ; elle s'en est servie avec
grand avantage, dit-on, pendant la dernière guerre
des duchés de l'Elbe. Il y a trois ans, j'ai été en-
voyé à Heidelberg pour examiner la fabrique

d'appareils de secours aux malades et blessés de M. Fischer, et j'en ai rapporté deux brancards à roues qui sont aujourd'hui déposés au musée du Val-de-Grâce. Vous avez pu voir à l'Exposition universelle de 1867 un grand nombre de modèles de ces brancards présentés par les comités de secours de divers pays, et notamment de l'Allemagne.

À première vue, les brancards à roues semblent réaliser l'idéal du moyen de transport sur le champ de bataille ; aussi ont-ils été l'objet de l'attention générale et de sérieuses études. L'un d'eux, entre autres celui du Dr Gauvin, emportant avec lui ses moyens de suspension et pouvant par conséquent être placé chargé sur une voiture quelconque après avoir été enlevé de ses propres roues, a été expérimenté dans des wagons du chemin de fer de l'Est par le ministre de la guerre lui-même, S. Exc. M. le maréchal Niel. Une commission, présidée par M. l'intendant général Lefrançais, et dont j'avais l'honneur de faire partie, s'est livrée à un examen approfondi des brancards à roues dans les rues de Paris et sur le chemin de fer de Versailles ; elle est arrivée à cette conclusion que l'avantage presque exclusif des brancards à roues se borne à n'exiger qu'un seul homme pour le transport d'un malade ou d'un blessé, avantage considérable, il est vrai, mais effacé malheureusement par de nombreux inconvénients.

Ces appareils, en effet, présentent peu de solidité, sont tous plus ou moins difficiles à charger, et nécessitent, pour cet objet, le concours de trois ou quatre hommes. Ils n'ont aucune stabilité, malgré les chambrières dont ils sont munis, sauf un brancard, construit par le parc de Vernon, dont les roues ont été reportées du milieu de l'appareil vers l'une des extrémités, à peu près comme dans les brouettes. Ceux qui ont des roues de petit diamètre communiquent de rudes secousses aux hommes transportés ; ceux qui ont de grandes roues sont très-difficiles à enlever de leur essieu et surtout à replacer chargés ; ils sont tous d'un agencement compliqué et d'un poids considérable ; enfin ils sont encombrants, les uns ne se démontant pas de l'essieu, les autres, bien que démontés, ne pouvant, même les plus simples, être placés en grand nombre sur les voitures de matériel jusqu'au moment de leur mise en service.

Une organisation spéciale du service de santé, un pays facile à parcourir, des opérations militaires de courte durée et sur une étendue limitée, ont fait leur succès dans l'armée prussienne. Ils peuvent néanmoins être utilisés dans un siége, dans les camps de manœuvres, sur de bonnes routes, peut-être même en garnison, dans de grandes villes, où l'éloignement des casernes et des hôpitaux exige, pour transporter un malade sur un brancard ordinaire, plusieurs relais de porteurs.

Litières et cacolets. — La France, jusqu'à présent, est la seule puissance qui emploie d'une manière large et suivie les litières et les cacolets, placés sur des mulets, au transport des malades et blessés. Nos litières et nos cacolets sont trop connus pour que j'en donne la description : l'Exposition universelle a prouvé qu'ils sont incontestablement supérieurs à ceux que les autres pays ont construits à notre imitation.

Les mulets de litières et des cacolets doivent toujours être *haut le pied*, c'est-à-dire disponibles, et jamais ils ne doivent être distraits de l'ambulance et employés à un autre service qu'aux allées et venues de celle-ci au champ de bataille et réciproquement.

Ce moyen de transport, bien qu'assez rude, présente d'inappréciables avantages, savoir : la possibilité de faire passer les mulets à peu près partout, d'aller relever les blessés jusqu'au milieu des combattants, de n'employer qu'un seul conducteur et deux bêtes de somme pour transporter quatre hommes.

Voitures. — Nous ne possédons pas encore un modèle arrêté de voitures pour transporter les malades et blessés : jusqu'à présent, les voitures vides de l'armée qui sont affectées aux approvisionnements ont été employées à cet usage.

Vous avez pu voir à l'Exposition universelle un grand nombre de voitures d'ambulance présentées par les diverses puissances, qui sont loin de réunir toutes les conditions d'un bon service. En général les constructeurs de ces voitures se sont médiocrement préoccupés des conditions probables des guerres à venir, consistant, pour le service de santé, dans la possibilité de transporter ses malades et blessés par les chemins de fer, par la navigation à vapeur fluviale ou maritime ; dans le nombre des blessés qui, en raison de la justesse, de la portée et de la rapidité du tir des nouvelles armes, menace d'être considérable en un temps très-court ; de la nécessité par cette raison même d'éloigner davantage les ambulances du champ de bataille, afin de les mettre à l'abri du feu de l'ennemi.

Ces considérations, que j'abrége, font pressentir que le transport des malades et blessés par les voitures sera de plus en plus restreint, et que celles-ci n'auront plus à faire que des trajets de courte durée, mais multipliés, tels que ceux des ambulances aux hôpitaux temporaires les plus voisins, aux embarcadères de chemins de fer ou de bateaux à vapeur.

Il en résulte que la construction des voitures à venir peut être moins solide, c'est-à-dire moins lourde, et plus simple ; car si les voitures d'ambulance sont appelées à fonctionner sur des terrains accidentés, elles doivent toujours être menées *au pas*, et par conséquent préservées de trop rudes secousses par des conducteurs expérimentés.

Toutes les voitures qui ont figuré à l'Exposition universelle peuvent être ramenées à trois types : les unes sont construites sur le modèle général des voitures légères dites *tapissières* ; les autres, sur celui des voitures dites *caissons* ; d'autres enfin se rapprochent des chars-à-bancs ou des *voitures de chasse*. C'est au système des voitures tapissières qu'il convient, à mon avis, de donner la préférence : elles sont exclusivement affectées au transport des malades ou blessés ; elles sont suffisamment solides, simples et légères ; d'un accès commode, d'une manœuvre facile ; assez bien suspendues et très-bien aérées ; d'une contenance suffisante en hommes assis ou couchés ; enfin elles peuvent recevoir quelques brancards, des ressources chirurgicales de première nécessité, un réservoir d'eau et un petit approvisionnement de vivres.

Vous avez peut-être remarqué dans l'exposition du ministère de la guerre français une très-bonne petite voiture tapissière à deux roues, attelée d'un seul cheval et conduite en guides. Elle ne transporte que deux blessés, mais parfaitement couchés sur des brancards mobiles, et elle n'occupe qu'un seul homme et qu'un seul cheval. Si cette voiture, réminiscence de la voiture Masson que nous avons tous connue en Algérie. était rendue plus stable, perfectionnement difficile à réaliser dans une voiture à deux roues ; si elle était conduite à pied, il serait difficile de trouver un meilleur modèle. La suppression du siége du cocher la rendrait plus accessible, et la conduite à pied l'allégerait en permettant de plus au conducteur de parer plus sûrement aux difficultés de la route, et de veiller quelque peu aux besoins des hommes transportés.

Les ressources que je viens de vous énumérer sont loin d'être toujours suffisantes, et la plupart du temps il est nécessaire d'y suppléer par des moyens auxiliaires consistant en mulets, chevaux, et voitures loués pour les transports généraux de l'armée par les soins de l'administration, ou mis sur l'heure en réquisition. Qui de vous ne se rappelle ces petites voitures à un cheval, passant partout, et ces larges chars, attelés de bœufs qui aidèrent au transport de nos blessés à l'armée d'Italie ? On doit, du reste, dans les cas pressants, rechercher et utiliser toutes les ressources que les localités peuvent offrir : Larrey, après la bataille de Bautzen, profitant du zèle et de l'humanité des habitants, fit transporter à Dresde un grand nombre de blessés placés sur des brouettes en usage dans le pays pour le transport des denrées et des marchandises ; il fit confectionner pour l'expédition de Syrie cent paniers en forme de berceau, portés par des chameaux et destinés à recevoir des blessés. Moi-même, dans le sud de l'Algérie, j'ai employé ce moyen de transport, en remplaçant les paniers de Larrey par les grandes bennes en sparterie qui servent à contenir la charge des chameaux : je dois avouer que mes malades s'en trouvaient très-mal. Enfin, dans certaines circonstances, notamment dans les retraites, les caissons et les pièces d'artillerie même ont été utilisés comme moyen de transport. Lorsque le général Bonaparte leva le siége de Saint-Jean d'Acre, il ordonna que tous les cheveaux qui se trouvaient à l'état-major, sans en excepter les siens, fussent employés au transport des blessés pour retourner en Egypte. De notre armée actuelle il est peu de chirurgiens qui, dans les combats d'arrière-garde en Algérie, n'aient cédé leurs chevaux à des blessés.

Chemins de fer.— Aujourd'hui, Messieurs, que les lignes de chemins de fer vont chaque jour se complétant dans les pays civilisés et que la navigation à vapeur a, en grande partie, remplacé la navigation à voile quelquefois si lente et toujours si chanceuse, il est indispensable d'étudier la meilleure manière de tirer parti de ces moyens de transport, aussi précieux par leur rapidité que par le nombre considérable de malades et blessés qui peuvent leur être confiés.

La guerre d'Orient ne nous a laissé aucune tradition au sujet des transports par chemins de fer : les blessés arrivant par mer à Marseille ou à Toulon y étaient retenus lorsque leur état était grave, et ils ne poursuivaient leur route qu'autant qu'ils pouvaient être transportés par le chemin de fer, comme des voyageurs ordinaires, dans des voitures dont l'agencement intérieur ne présentait rien de particulier. Quant aux errements suivis pendant la campagne d'Italie, ils n'ont eu aucun caractère spécial : les malades et blessés pouvant rester assis, ont été placés dans des wagons habituels, n'ayant reçu aucune disposition préalable ; les malades et blessés devant être transportés couchés ont été mis sur un lit de paille ou de foin étendu sur le fond des wagons à bagages, des wagons à marchandises et des wagons-écuries.

La facilité plus ou moins grande de disposer l'intérieur des wagons de chemin de fer pour le transport des malades et blessés, dépend nécessairement des systèmes différents qui président à la construction de ces voitures dans les différents pays. En Amérique, et notamment aux Etats-Unis, où les wagons n'ont qu'un seul compartiment garni de siéges laissant entre eux un passage médian, il a été facile, pendant la guerre de la Sécéssion, de disposer ces voitures pour trente malades couchés les uns au-dessus des autres, dans des brancards couchettes appuyés aux parois de la caisse et remplaçant les siéges. Un seul train a pu emporter ainsi 300, 450 ou 600 malades et blessés dans des voitures dont il existait un modèle réduit à l'Exposition universelle. En France et sur la plupart des chemins de fer européens, le matériel roulant ne se prêterait pas à cette transformation, d'autant que les compagnies sont très-jalouses de l'intégrité de leurs voitures : nos wagons-écuries seuls et nos wagons à bagages pourraient recevoir une disposition analogue à celle des wagons américains ; encore n'admettraient-ils chacun qu'une douzaine de couchettes.

M. Fischer, de Heidelberg, dont j'ai déjà eu l'occasion de vous parler et dont on ne saurait trop louer le zèle ingénieux dans la fabrication de tout ce qui a trait au service et au soulagement des malades et blessés, a exposé au Champ-de-Mars un système de transport aussi simple que facile à installer sur nos chemins de fer. Il consiste en deux fortes barres en bois, munies à leurs extrémités de courroies garnies de crochets qui sont passés soit dans un cadre en bois, soit dans des anneaux préalablement adaptés aux parois intérieures d'un wagon-écurie ou d'un wagon à marchandise, soit même directement accrochés au dossier des bancs des wagons de 3e classe qui n'ont pas de compartiments. Sur ces barres transversales sont placés, au nombre de trois ou de quatre, des brancards-couchettes ou des brancards ordinaires.

La commission que présidait M. l'intendant général Lefrançais avait pour mission d'expérimenter ce système en même temps que les brancards à roues. Après plusieurs voyages à Versailles par le chemin de la rive gauche, elle fut unanime à déclarer que les barres transversales de M. Fischer étaient un moyen très-convenable de transporter les blessés en chemin de fer sur des brancards ou sur des couchettes. Pour être juste, il convient d'ajouter qu'elle ne fut pas moins unanime à reconnaître qu'un lit de paille suffisamment épais et bien brassé, s'il m'est permis de m'exprimer ainsi, est encore supérieur aux barres tranversales et constitue, à l'exclusion des matelas, le moyen le plus simple et le plus doux de coucher les malades et blessés en chemin de fer. Cette question sera peut-être l'objet de nouvelles études ; mais je doute que ces études, dans les conditions actuelles de nos voies ferrées, conduisent à des conclusions différentes de celles que je viens de vous donner.

Navires. — Le transport des malades par mer est sans contredit le meilleur entre tous, à la condition que les navires affectés à cet usage soient convenablement aménagés. C'est de la campagne de Crimée que date la véritable création des navires-hôpitaux. L'occupation de l'Algérie avait déjà donné lieu à des essais analogues, mais très-imparfaits : je me rappelle avoir fait, en 1842, une traversée d'Alger à Toulon, sur un bateau-hôpital, le *Cocyte*, nom de fâcheux augure pour un navire de ce genre, dont l'arrimage parut à ma jeune expérience laisser beaucoup à désirer. Le navire-hôpital est aujourd'hui un type d'installation spéciale, bien entendue, bien réglée, et qui, toutes les fois qu'il est mis à la disposition des blessés et des malades, devient leur plus commode véhicule d'évacuation. Vous dire quelles sont les conditions d'installation d'un navire-hôpital m'entraînerait trop loin, d'autant que rendus à bord, les malades n'appartiennent plus au service de santé de l'armée de terre, qui, cependant, les fait quelquefois accompagner par ses médecins, et sont remis aux soins du service de santé de la marine.

FONCTIONNEMENT. — Comment fonctionnent, Messieurs, le personnel, le matériel chirurgical et administratif dont je viens de vous donner sommairement la composition ? Je vais vous le dire, aussi clairement qu'il est en moi de le faire, car il existe à ce sujet bon nombre d'idées erronées.

Sur le lieu même du combat et pendant l'action, les médecins des régiments accompagnés des soldats porte-sacs, et ayant à leur portée les cantines d'infirmerie régimentaire, donnent les premiers secours aux blessés. Ils ne doivent pas songer à pratiquer séance tenante des opérations de quelque durée ; ils ne pourraient les faire sans imprudence et sans s'exposer à les laisser inachevées : dans ma carrière déjà longue, je n'ai fait qu'une fois une amputation réglée sur le champ de bataille. Ils se bornent à remplir les indications les plus urgentes, telles qu'arrêter une hémorrhagie par des moyens provisoires, achever l'ablation d'un membre en partie détaché par un gros projectile, fermer une plaie pénétrante de poitrine, immobiliser un membre fracturé, faire charger avec précaution sur les brancards, les cacolets ou les litières, les hommes atteints de blessures graves.

Si les troupes combattent en place ou sans faire de grands mouvements, les médecins des régiments peuvent accomplir régulièrement leur mission : il leur est possible de faire décharger les cantines d'infirmerie, de se réunir entre eux et de former sur le terrain même une petite ambulance plus mobile que l'ambulance divisionnaire sur laquelle ils dirigent néanmoins leurs blessés une fois pansés.

Mais si les troupes marchent en avant ou reculent, les médecins des corps rencontrent quelquefois dans l'accomplissement de leur devoir des obstacles insurmontables. Les troupes se replient-elles en arrière, ils s'efforcent de faire emporter leurs blessés, pansés ou non, et, quand, dans une retraite précipitée, ils ne peuvent y parvenir, ils sont bien obligés d'abandonner les malheureux qui réclament leurs secours. C'est la guerre ! Dans une marche rapide en avant, ils suivent leur régiment qu'ils ne doivent pas quitter, et laissent en arrière, sans les panser, les blessés qui tombent chemin faisant ; s'ils s'arrêtent pour donner leurs soins aux hommes atteints, ils sont bientôt distancés, isolés quelquefois, et très-souvent ne peuvent plus rejoindre leurs corps respectifs au moment même où ceux-ci auraient le plus besoin d'eux. Ce que les médecins de régiments ont de mieux à faire, en pareil cas, c'est d'aller offrir leurs services aux ambulances divisionnaires où ils seront toujours les bien-venus.

A une petite distance du lieu même du combat s'établit l'ambulance divisionnaire, derrière un repli de terrain ou un bouquet de bois, à l'entour d'une ferme ou d'un bâtiment quelconque, en un lieu autant que possible à couvert du feu de l'ennemi, pourvu de paille, de bois et d'eau. Un drapeau rouge placé sur un point culminant indique aux blessés et à ceux qui les transportent le siége de l'ambulance.

Un seul caisson est tout d'abord déchargé des caisses et paniers de chirurgie; les autres caissons ne sont déchargés que successivement et au fur et à mesure des besoins, afin d'éviter le désordre et la perte de temps dans le cas où l'on serait obligé de changer de place. Les médecins préparent leurs instruments et leurs appareils de pansements, tandis que le sous-intendant veille à l'installation de toutes choses, au couchage, aux abris des blessés, etc., et réunit autour de l'ambulance tous les moyens de transport qui en font partie et tous ceux qui sont trouvés sur place et mis en réquisition.

Aussitôt qu'elle est établie, l'ambulance envoie derrière les combattants ou sur le terrain qu'ils ont abandonné, des brancards et des mulets de litières et de cacolets pour relever les blessés. L'enlèvement des blessés du champ de bataille, pendant ou après l'action, est la partie la plus défectueuse du service de santé en campagne. Aujourd'hui même, après les grandes guerres de la fin du dernier siècle et du commencement de celui-ci, après les sanglantes batailles de nos jours, ce service si essentiel n'est attribué à personne, ou plutôt on n'a mis personne en état de le rendre. Les blessés qui tombent dans les rangs sont la plupart du temps emportés par leurs camarades sur les bras, sur les fusils, dans la capote, ou sur des brancards, si l'on a commis la faute d'en pourvoir les régiments. Il en résulte que le soldat quitte son rang, souvent pour n'y plus rentrer ou sans le retrouver de longtemps ; le nombre de soldats emportant leurs camarades se borne rarement au strict nécessaire, et l'on a pu voir quelquefois quatre, cinq ou six militaires conduire à l'ambulance un blessé marchant aussi bien qu'eux. Dans la dernière guerre d'Italie (1859) on a cherché à prévenir cet abus par la formation de brigades de porteurs composées des musiciens disponibles dans chaque corps, à raison de 80 pour une division d'infanterie et de 40 pour une division de cavalerie. Cette tentative ne saurait être admise comme un précédent à imiter : les musiciens ont un service spécial, celui d'animer les troupes au combat et surtout de les délasser après la marche ou la bataille. Que feront de leurs instruments si volumineux les musiciens de l'infanterie, que feront de leurs chevaux les trompettes de la cavalerie employés à l'ambulance ? Ne peuvent-ils aussi, sous prétexte de zèle, quitter en trop grand nombre le champ de bataille ? Sans instruction préalable, sont-ils aptes au service d'infirmier et de porteur ? Enfin, éventuellement séparés de leur corps pendant un temps plus ou moins long ne deviendraient-ils pas ce que l'on appelle, passez-moi le mot, des *fricoteurs* ?

Pour le bien des opérations militaires, l'enlèvement des blessés et le déblaiement du champ de bataille sont un service auquel les corps doivent rester étrangers, même après l'action si faire se peut, et qui incombe tout entier aux ambulances.

Mais l'ambulance ne dispose pas d'un personnel d'infirmiers assez nombreux pour en détacher des hommes destinés à relever les blessés, à les charger sur des mulets, encore moins à les rapporter sur des brancards. Pourquoi ne reviendrait-on pas au projet de Percy consistant à créer un corps spécial de *brancardiers?* Ce projet, qui avait eu un commencement d'exécution à l'armée d'Allemagne, dont on avait reconnu l'utilité et qui a été adopté en principe par un décret impérial de décembre 1813, fut indéfiniment ajourné par suite des événements politiques. Et même, sans recourir à une création nouvelle, pourquoi n'élèverait-on pas, dans chaque ambulance, l'effectif des infirmiers au chiffre de 80 ou de 100 hommes? Les uns, au nombre de 10, seraient à la disposition immédiate des médecins ; les autres, en nombre égal, resteraient affectés au service matériel de l'ambulance ; les derniers enfin seraient chargés d'enlever les blessés du champ de bataille. Munis d'une musette à linge et d'un petit bidon rempli d'eau alcoolisée, ils se tiendraient avec les brancards et les mulets de cacolets immédiatement derrière la ligne des combattants, prêts à relever et à transporter les hommes atteints, et établiraient un va-et-vient continuel entre le terrain du combat et l'ambulance, sous la surveillance de leurs sergents ou de leurs caporaux.

Ce n'est pas, Messieurs, qu'il faille compter exclusivement sur les brancards pour transporter les blessés. Un exemple va vous le faire comprendre : Supposez que 100 blessés, tombés au rond-point des Champs-Elysées, dussent être apportés au ministère de la guerre, distant de 1,000 à 1,200 mètres du lieu indiqué. L'allée et la venue d'un brancard, vide et chargé, n'exigeront pas moins d'une heure, y compris le temps nécessaire pour relever là-bas, et pour déposer ici un blessé : et il ne faudra pas moins de huit porteurs par brancard. En admettant qu'un brancard fasse cinq voyages, on emploiera au transport de nos 100 blessés 20 brancards et 160 hommes. Je n'ai pas besoin d'insister davantage sur ce moyen de transport pour que vous le considériez, avec moi, comme étant inadmissible d'une manière générale à la guerre, et comme devant être réservé seulement aux blessés les plus gravement atteints.

C'est à l'aide de nos mulets de litières et de cacolets qu'il faut transporter les blessés du champ de bataille à l'ambulance : en cinq voyages d'une demi-heure chacun, dix mulets et cinq conducteurs du train des équipages, transporteraient les 100 blessés dont je vous parlais tout à l'heure.

Le combat terminé, un sous-intendant, accompagné d'infirmiers et de moyens de transport, parcourt le champ de bataille afin de s'assurer que tous les blessés ont été relevés : un médecin ne serait sans doute pas déplacé à ses côtés, afin de secourir les blessés qui n'auraient pas reçu les soins du chirurgien de leur régiment et auxquels les secours tardifs de l'ambulance pourraient devenir inutiles. Tout doit servir à déblayer, sans désemparer, le champ de bataille : brancards, mulets de cacolets et de litières, voitures d'ambulance et de matériel, transports auxiliaires et de réquisition, etc., etc. La rapidité de cette opération dépend des moyens employés, du nombre des blessés et de l'étendue du terrain sur lequel ils sont disséminés. Les blessés sont souvent si nombreux qu'ils encombrent rapidement non-

seulement les ambulances, mais encore les localités
les plus voisines de l'armée, et qu'amenés directement à des gares de chemin de fer ou à des
embarcadères de bateaux à vapeur, ils sont immédiatement dirigés sur des hôpitaux de 2ᵉ ou de
3ᵉ ligne et même sur la mère-patrie, où nous n'a-
vons pas à les suivre.

En arrivant à l'ambulance, les blessés doivent
être tous examinés avec soin, les uns après les
autres, sans distinction de rang ni de grade ; les
uns, légèrement atteints, sont immédiatement
pansés et renvoyés à leur corps, si leur état le
permet; les autres, très-grièvement blessés, sont
opérés sur l'heure ; les derniers, formant le groupe
le plus considérable, présentant des blessures
plus ou moins graves mais qui comportent soit
l'ajournement d'une opération, soit la prévision
d'une marche lente, sont pansés également et dirigés le plus tôt possible sur les hôpitaux temporaires.

En effet, Messieurs, il faut se préoccuper sans
cesse de maintenir les ambulances disponibles
pour les exigences du lendemain ; et si ce précepte
s'applique aux blessés, à plus forte raison est-il
applicable aux fiévreux. Avant qu'une armée ait
combattu, avant même qu'elle ait fait sa première étape de campagne, elle a déjà des malades,
parfois en nombre considérable. Après les batailles
d'Austerlitz, de Wagram, de la Moskowa, de
Bautzen, de Waterloo, de Magenta, de Solférino,
les pertes de l'armée par le feu de l'ennemi se
sont élevées en moyenne à 20 pour 100 ; peut-être
les nouvelles armes les rendront-elles encore plus
considérables : mais celles qui résultent des maladies sont bien plus terribles ; dans la période des
guerres de la République et du premier Empire,

de 1789 à 1815, elles sont évaluées à plus de 60 pour 100.

Il est donc de la dernière importance d'évacuer les ambulances sur les hôpitaux préparés en arrière, et ceux-ci même sur des hôpitaux plus reculés. Cette dernière opération est une des grandes préoccupations du médecin en chef, car si les évacuations de malades et blessés dégagent les derrières de l'armée, elles ne doivent être faites qu'avec prudence, aussi bien pour ne pas aggraver l'état des hommes évacués que pour éviter l'affaiblissement de l'effectif des troupes par le renvoi d'hommes qui pourraient reprendre leur service à bref délai.

On établit généralement ces hôpitaux soit dans des hôpitaux mêmes, soit dans des casernes, couvents, séminaires, etc., soit encore dans des églises. Les églises ont, pour la plupart, le grand inconvénient d'être humides et froides : les hôpitaux, casernes, couvents et autres établissements analogues ont l'inconvénient plus grand encore de n'offrir à une population de malades et de blessés qu'un asyle déjà contaminé par la population qui le cède à la nouvelle. Au point de vue de l'hygiène, on fera donc bien, autant que les ressources locales le permettront, d'éviter la transformation en hôpitaux temporaires de bâtiments précédemment occupés, et qui, d'ailleurs, en raison même des facilités administratives qu'il présentent, sont rapidement encombrés. Les enseignements de la guerre d'Orient ne doivent pas être plus perdus pour nous qu'ils ne l'ont été pour les Etats-Unis pendant la guerre civile qui, durant cinq ans, a déchiré ce pays : nous avons élevé sur les rives du Bosphore, à l'instigation de M. le médecin-inspecteur Michel Lévy, de

nombreux hôpitaux en baraques que les Américains nous ont empruntés et dont ils ont porté le
nombre à 202, pouvant contenir 135,000 malades;
et nous avons créé soit en Crimée, soit à Constan-
tinople, les hôpitaux sous tentes, particulièrement
précieux en temps d'épidémie. Les hôpitaux-baraques et les hôpitaux sous tentes ont fait leurs
preuves de salubrité relative, et je dis relative
parce que les baraques et les tentes elles-mêmes
s'infectent comme les constructions en pierre ; mais
elles ont sur les constructions l'immense avantage
que celles-là peuvent être démolies et reconstrui-
tes ailleurs, sans grands frais, celles-ci facilement transportées sur un sol vierge. La dissémi-
nation des malades et blessés dans de petits édi-
fices, dans des baraques, sous des tentes, et, si
cela est possible, chez les habitants mêmes, constitue la mesure préventive la plus puissante
qu'on puisse opposer aux explosions des épidé-
mies qui frappent fatalement les agglomérations
d'hommes et déciment si souvent les armées en
campagne. Peut-être les avantages incontestables
des hôpitaux-baraques suggéreront-ils l'idée de
substituer, même en temps de paix, dans les grandes
villes de l'intérieur, les établissements d'une installation aussi prompte que facile, construits en
matériaux légers et peu coûteux, pouvant être
démolis et déplacés tous les dix ou quinze ans, à
ces monuments dispendieux de la charité publique
que l'on érige si lentement et qui, infectés par
une occupation constante, sont tous plus ou
moins imprégnés d'un méphitisme séculaire.

Tel est, Messieurs, l'ensemble du service de
santé en campagne ; mais je laisserais cette exposition incomplète, si je ne vous parlais de l'assistance civile des blessés militaires. Vieille comme

la guerre, l'assistance civile des malades et blessés des armées, semble, depuis quelque temps, devoir se développer et se régulariser. Il est bon que vous sachiez à quelle occasion ce mouvement s'est produit, et dans quelle mesure nous pouvons compter sur son extension.

C'est dans une petite confédération de provinces dont l'existence est un gage de paix pour l'Europe, je veux dire en Suisse, qu'est née cette agitation charitable qui possède aujourd'hui tant de généreux esprits. Un touriste genevois, M. Henry Dunant, pasteur de l'Eglise réformée, ayant assisté, sur les derrières de l'armée franco-sarde, à la bataille de Solférino, vu arriver à Castiglione et soigné avec un dévouement au-dessus de tous éloges, les blessés de cette grande journée, fut si douloureusement affecté de ce spectacle qu'il crut devoir publier ses impressions dans une brochure intitulée : *Un souvenir de Solférino*. Il me suffira pour vous donner une idée de la valeur historique de cette brochure, écrite de bonne foi, sans doute, de vous en citer un passage : M. Dunant raconte qu'il a vu deux chirurgiens s'évanouir en présence des nombreuses amputations qu'ils avaient à faire, et un autre chirurgien, si fatigué de celles qu'il avait pratiquées, se faire soutenir les bras pendant qu'il en pratiquait de nouvelles. Je vous prie de croire, Messieurs, que nous ne nous évanouissons pas aussi facilement que le croit M. Dunant, et je ne sais si vous penserez comme moi, que son histoire d'un chirurgien se faisant soutenir les bras pour opérer, ressemble beaucoup trop à celle de Josué arrêtant le soleil pendant que s'accomplissait la défaite des Amalécites, pour être rigoureusement vraie.

Quoi qu'il en soit, la brochure de M. Dunant se

termine par une proposition du plus haut intérêt. Concluant à l'insuffisance de l'administration et du service de santé militaires en campagne, elle sollicite de la bienfaisance publique la formation de comités destinés à préparer en temps paix tous les moyens de secours aux blessés de la guerre. Formulée à la suite d'exagérations blessantes pour l'administration de toutes les puissances militaires, cette proposition fut tout d'abord médiocrement accueillie : mais soutenue par une société des plus respectables, la société genèvoise d'utilité publique, elle se propagea néanmoins, et finit par s'imposer aux gouvernements, sommés au nom de la charité et de l'humanité, de la prendre en considération.

Des conférences, auxquelles toutes les puissances européennes, sauf la Russie et l'Autriche, envoyèrent des délégués, eurent lieu à Genève pour aviser aux voies et moyens de mettre la proposition de M. Dunant à exécution. Ces assemblées votèrent des résolutions d'après lesquelles se constitua une société internationale de secours aux blessés militaires, ayant dans chaque pays un comité central chargé de former des comités particuliers et de les relier entre eux. Une convention fut signée en 1864, par les plénipotentiaires des gouvernements, pour l'amélioration du sort des militaires blessés dans les armées en campagne, et, le 11 mars 1865, un comité central français fut fondé, pour le soulagement des blessés et des malades sur les champs de bataille, dans les ambulances et dans les hôpitaux. Le comité central français, présidé par S. Exc. le maréchal Randon, compte parmi ses membres les représentants les plus élevés de la haute société parisienne et des grands corps de l'Etat ; par une anomalie singulière aucun ecclésiastique n'y figure. Pendant l'Exposition universelle, des délégués de tous les comités nationaux se réunirent à Paris, et récemment, le 20 octobre dernier, les plénipotentiaires des gouvernements furent de nouveau envoyés à Genève.

La convention de 1864 admit en principe la neutralisation, demandée par la conférence de Genève en 1863, pour les ambulances et les hôpitaux, pour le personnel sanitaire officiel, pour les infirmiers volontaires, pour les habitants du pays qui porteront secours aux blessés et pour les blessés eux-mêmes, sous la condition que les détails d'exécution seront réglés par les commandants en chef des armées belligérantes, d'après les instructions de leurs gouvernements respectifs. Le principe de neutralisation fut étendu à la marine, dans la réunion des plénipotentiaires du 20 octobre. La dernière clause de la convention me dispense de vous dire mon avis sur la neutralisation de tout ce qui concerne, hommes et choses, les secours civils aux blessés militaires : mais je ne puis pas ne pas vous citer les articles de la conférence internationale de Genève relatifs à l'action des comités et de leurs agents.

Art. 2. Chaque comité doit se mettre en rapport avec le gouvernement de son pays, pour que ses offres de service soient agréées le cas échéant.

Art. 4. En temps de paix, les comités s'occupent du moyen de se rendre véritablement utiles en temps de guerre, spécialement en préparant des secours matériels de tout genre et en cherchant à former et à instruire les infirmiers volontaires.

Art. 5. En temps de guerre, les comités des nations belligérantes fournissent, dans la mesure de leurs ressources, des secours à leurs armées respectives ; en particulier, ils organisent et mettent en action les infirmiers volontaires et ils font disposer, d'accord avec l'autorité militaire, des locaux pour soigner les blessés.

Ils peuvent solliciter le concours des comités appartenant aux nations neutres.

Art. 6. Sur l'appel et avec l'agrément de l'autorité militaire, les comités envoient des infirmiers sur le champ de bataille. Ils les mettent alors sous la direction des chefs militaires.

Art. 7. Les infirmiers volontaires employés à la suite des armées doivent être pourvus, par leurs comités respectifs, de tout ce qui est nécessaire à leur entretien.

Les Etats-Unis n'avaient pas attendu les résolutions de Genève pour pratiquer l'assistance civile des blessés en campagne ; dès 1861, ils avaient des comités de secours fonctionnant dans une large mesure et stimulant sans doute l'émulation des comités européens, lorsqu'en 1864, l'entreprise de la Prusse et de l'Autriche réunies sur le Schleswig-Holstein, vint fournir à ceux-ci l'occasion de s'essayer à leur rôle. Le comité genèvois envoya sur le lieu des hostilités un délégué qui rendit compte de sa mission dans un rapport que j'ai eu entre les mains et que j'ai analysé jadis dans un journal scientifique. Je ne veux pas comparer les résultats obtenus par les comités des Etats-Unis, institués dans des conditions toutes spéciales à l'Amérique, résultats que j'ai signalés dans les *Annales d'hygiène publique*, à ceux des comités allemands : je me bornerai à dire que ces derniers ont démontré que l'assistance en matériel et en personnel des comités ne peut être efficace que dans les hôpitaux temporaires ; et que les femmes constituent la grande majorité du personnel de secours.

Sur les 157 volontaires qui furent employés dans le Schleswig, il y eut 39 hommes dont un seul laïque, et 118 femmes dont trois laïques. Malgré moi, j'ai été frappé des fréquents rapprochements établis par le délégué genèvois entre les services rendus ou à rendre par les corporations religieuses catholiques et par les corporations protestantes : il m'a semblé qu'une préoccupation constante de mettre les unes et les autres au même niveau régnait dans tout le cours de son rapport. Ce n'est pas que j'y trouve à redire ; les guerres de religion ont fait verser assez de sang pour que les rivalités religieuses en veuillent étancher un peu : mais si le personnel des volontaires doit se composer de celui des couvents ou des séminaires, nous n'en manquons pas, et nous n'avons pas besoin des comités de secours pour en former.

Et ce personnel, quel qu'il soit, les comités de secours pourvoiront à tous ses besoins et le nourriront ! Et ces mêmes comités prépareront des moyens de transport, chevaux, voitures, mulets, etc., quand une administration habituée de longue main aux approvisionnements de toute nature d'une nombreuse armée, rencontre tant de difficultés à lui assurer en campagne et ses vivres et son matériel et ses moyens de transport ! Une concurrence et non un concours s'établira donc entre l'assistance civile et l'administration militaire qui, de fait et avec juste raison, s'empare, argent comptant, de tout ce qui peut lui être utile ou nécessaire !

Messieurs, quiconque a fait la guerre n'admet dans une armée qu'une entière unité de direction, une même règle et une même discipline imposées à tous. Or qui dit service volontaire dit souvent indiscipline, zèle attiédi ou dénûment, et entrevoit dans une campagne lointaine, difficile et de longue durée, l'assistance civile assistée elle-même par ses clients militaires.

Que les comités de secours veulent bien limiter leur action à pourvoir de ressources les hôpitaux temporaires sous la direction de l'administration de l'armée, et leur rôle sera encore assez beau ; qu'ils remettent entre les mains du commandement et de l'intendance militaire les dons en nature qui, sans cette précaution, pourraient facilement s'égarer, les dons en argent qui recevront toujours ainsi une application utile. Telle est, de l'avis de tous les hommes qui pensent que la charité, cette sublime vertu chrétienne, ne saurait tenir lieu d'expérience, la véritable mission des comités de secours.

Quant à l'assistance civile des blessés sur le champ de bataille, je pense qu'elle n'aura jamais besoin d'être réglementée : il en sera d'elle comme des sœurs de charité que les peintres nous représentent prodiguant leurs secours et leurs consolations aux blessés dans le plus épais de la mélée. A ce sujet, on peut, je crois, répéter avec Horace : *ut pictura poësis erit* ; c'est-à-dire, en traduisant librement les vers du poëte : la peinture et la poésie vivent de fictions. Fictions, il est vrai, Messieurs, mais fictions respectables, car elles rehaussent le cœur et y font germer les sentiments de dévouement au pays et à l'humanité.

En m'excusant de vous avoir retenus aussi longtemps, je vous exprimerai cependant le regret de n'avoir pu qu'effleurer mon sujet, dont l'étendue m'a contraint à laisser de côté l'hygiène du soldat en campagne au point de vue de l'habitation, du vêtement et surtout de l'alimentation. Je fais des vœux pour qu'un de mes confrères plus autorisé que moi sur cette matière soit appelé à conférer avec vous de ces sujets qui ont une importance capitale : pour moi, il ne me reste qu'à vous remercier de l'intérêt avec lequel vous avez bien voulu m'entendre.

Paris. — Imp. de Cosse et J. Dumaine, rue Christine, 2.